CONSIDÉRATIONS

SUR LA

TECHNIQUE OPÉRATOIRE

DES GRANDES

INTERVENTIONS ABDOMINALES

HYSTÉRECTOMIE ABDOMINALE ET TUMEURS ADHÉRENTES
DU PETIT BASSIN.

Indications du drainage vaginal.

Par le Docteur Frédéric LATOUCHE

Ancien interne des Hôpitaux de Paris,
Chirurgien de l'Hôpital d'Autun.

MONTLUÇON
IMPRIMERIE DU *CENTRE MÉDICAL*

1896

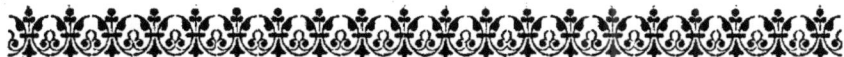

CLINIQUE CHIRURGICALE

CONSIDÉRATIONS SUR LA TECHNIQUE OPÉRATOIRE
DES GRANDES INTERVENTIONS ABDOMINALES

Indications du drainage vaginal.

Par le Docteur *Frédéric LATOUCHE*

ancien interne des hôpitaux de Paris, Chirurgien de l'hôpital d'Autun.

Je me propose, dans ce court travail, d'étudier quelques points de technique opératoire relatifs à la chirurgie abdominale et, me basant sur un certain nombre de faits personnels, de montrer que tous les procédés sont bons lorsqu'ils sont appliqués à propos ; que le succès de chacun d'eux dépend des circonstances, qu'il est impossible de décrire un procédé unique pour des cas différents, et que l'initiative du chirurgien et sa décision au cours même de l'opération sont les meilleurs garants de succès dans les grandes interventions abdominales si fertiles en imprévus et en surprises.

Le procédé le plus brillant n'est pas toujours celui qui donne le plus de guérisons, et telle opération que l'on avait conçue suivant un plan déterminé doit souvent être achevée autrement qu'on ne l'avait pensé. La décision rapide est donc une qualité de premier ordre en chirurgie abdominale.

Mais s'il est vrai qu'on ne doit pas craindre de prendre au cours de l'intervention telle détermination que commandent les circonstances, par exemple de transformer en hystérectomie une opération où l'on pensait pouvoir respecter l'utérus, il est certain aussi qu'il existe des principes généraux qui me paraissent toujours devoir commander la conduite de l'opérateur.

Au nombre de ceux-ci je range en première ligne la règle absolue d'empêcher la stagnation des liquides dans le cul-de-sac de Douglas ; et loin d'avoir une foi inébranlable dans la possibilité de leur résorption, possibilité qu'on ne saurait d'ailleurs nier absolument, j'estime que le drainage vaginal paraît être une condition de réussite des plus sérieuses non seulement dans l'hystérectomie abdominale totale, mais encore toutes les fois que l'opération a été longue, pénible et que les manœuvres intra-abdominales ont été prolongées et difficiles. En un mot, je me propose d'étudier les indications et les contre-indications de l'incision de cul-de-sac postérieur et de la fermeture ou non fermeture du péritoine après les manipulations nécessitées par l'ablation d'une tumeur solide ou liquide des organes génitaux internes, que cette invention ait nécessité ou non l'ablation totale de la matrice. En résumé, je veux comparer l'un à l'autre les procédés de Delagenière et de Richelot pour prouver que ces deux méthodes sont applicables suivant les cas et qu'il paraît impossible au moment de l'ouverture du ventre de se promettre d'appliquer l'une plutôt que l'autre. Le choix du mode opératoire sera commandé par les circonstances au cours même de l'opération.

Avant de prendre le bistouri, le chirurgien doit avoir bien étudié sa malade ; il me paraît imprudent, suivant une pratique parfois trop répandue, d'ouvrir d'abord et de faire le diagnostic après. Un examen approfondi du ventre permet le plus souvent d'avoir des données sérieuses sur la nature de la tumeur, sa situation, les adhérences possibles, etc. Mais quelqu'expérimenté que soit l'opérateur et quelqu'habitué qu'il puisse être à la chirurgie abdominale, il doit s'attendre à de nombreux imprévus, et telle opération qui s'annonçait comme devant être facile sera souvent très laborieuse. Aussi les soins préliminaires devront-ils être pris de façon à parer à toute éventualité.

De leur perfection peut dépendre le succès final. Souvent on se propose d'enlever par le ventre seul une tumeur qui nécessitera des manœuvres par le vagin. Parmi les quelques observations que je rapporte, j'ai eu quatre fois une surprise semblable. Aussi la toilette de la malade, la veille de l'opération et au moment même de celle-ci, me paraît être d'importance capitale.

Toute femme qui va être laparotomisée est purgée la veille ; dans la journée elle prend un bain et dans la soirée qui précède l'opération, elle est rasée. Le ventre est savonné, passé à l'éther, enveloppé de compresses aseptiques retenues par un bandage de corps ; quant au vagin et à la vulve ils sont savonnés et lavés à la solution de sublimé à 1 %o ; enfin le vagin est bourré de gaze stérile.

De la sorte la malade est amenée sur la table d'opérations dans un état d'asepsie cutanée et vaginale parfaite.

Pendant qu'elle finit de s'endormir un aide fait à nouveau un lavage du champ opératoire et remplace le tampon vaginal. Puis l'opérée est couverte de linges stérilisés ; le ventre et la vulve, après cathétérisme de la vessie, sont cachés par des compresses de façon à ne laisser à l'air que la place nécessaire à l'incision. Dès lors on est prêt à opérer par le ventre ou par le vagin, et aucune surprise n'est possible pendant l'opération.

Celle-ci se pratique dans une salle chauffée à 20° au moins ; la malade a les membres inférieurs enveloppés d'ouate et est placée sur le plan incliné de façon à permettre l'abord facile du petit bassin et le refoulement sous le diaphragme des viscères abdominaux.

Avant d'indiquer les différentes phases de l'opération, il me paraît utile de parler de l'anesthésie.

Tout d'abord, à mon avis, la malade doit être endormie dans sa chambre et ne rien voir de la salle d'opération. Elle est roulée dormant déjà sur un chariot dans celle ci et l'émotion préopératoire est réduite au minimum. J'accorde, je le déclare très hautement, la préférence à l'éther sur le chloroforme, et ce n'est pas sans étonnement que je lisais dernièrement dans le compte-rendu de la société allemande de chirurgie (24° congrès tenu à Berlin du 17 au 20 avril 1895) l'opinion de Gurlt (de Berlin) qui croit l'Éther, contre indiqué dans les opérations abdominales.

Gurlt prononce cette condamnation étonnante après avoir montré qu'on a un mort sur 6004 anesthésiés au chloroforme. Il s'appuie sur ce fait que dans 15 cas où la mort a été produite par pneumonie à la suite d'éthérisation, 13 fois il s'agissait de laparotomies.

Ne serait-il pas plus juste d'incriminer le refroidissement dans des opérations souvent longues et difficiles, et est-il possible de rendre responsable l'éther de toutes les pneumonies que souvent l'on éviterait en couvrant suffisamment une malade déjà disposée à perdre son calorique du fait de la gravité du traumatisme qu'elle a à subir ?

Je crois que le chloroforme manié avec prudence donne peu d'accidents, et ce n'est pas la crainte d'un accident sur la table d'opérations qui me porte à lui préférer l'éther, bien que la question semble bien nettement tranchée aujourd'hui en faveur de l'innocuité moindre de l'éther. Mais celui-ci me paraît avoir deux grands avantages : Il déprime moins et la malade ne vomit pas après son réveil. Je puis citer des observations, telles l'observation IX et l'observation X où les malades endormies pendant près de trois heures revinrent à elles facilement ayant absorbé 250, 300 et même 450 grammes d'éther, sans présenter ni agitation ni vomissement. Une heure et demie ou deux heures après l'opération les opérées sont calmes et tranquilles dans leur lit, parlent à leur garde et il serait impossible de croire que ces malades viennent de subir une laparotomie longue et grave Le chloroforme me paraît à ce point de vue, bien inférieur à l'éther.

Je citerai à ce propos mes observations IV et et V, où les vomissements consécutifs au chloroforme furent fréquents et, dans l'observation V, durèrent 48 heures.

L'éther est toujours administré par le même aide et la malade est sidérée par des doses massives au début, pour être entretenue ensuite pendant toute l'opération par des doses fractionnées. J'emploie le masque de Julliard.

En dehors de l'éthérisateur, j'opère toujours avec un seul aide. J'insiste sur la nécessité de cette réduction au minimum du personnel opérant ; en effet, il est facile au chirurgien, grâce à une table mobile placée à sa portée et sur laquelle des plateaux stérilisés contiennent par catégories les instruments, de prendre lui-même ce qui lui est utile, pinces, fils, compresses etc., de sorte que, une fois le ventre ouvert, la main de l'opérateur seul touche tout ce qui doit être plongé dans la cavité péritonéale.

La peau et les plans sous-jacents sont ouverts le plus vite possible, l'hémostase des parois est faite et une fois arrivé sur le péritoine on abandonne le bistouri. Une sonde cannelée est introduite sous la séreuse qui est coupée au ciseau. Quatre pinces, deux en haut, deux en bas saisissent les lèvres de l'incision et sont destinées à être retrouvées facilement lorsque, à la fin de l'opération, on fera la toilette d'abord, la suture du péritoine ensuite.

Une fois le ventre largement ouvert, le chirurgien enfonce ses mains de chaque côté de la tumeur de manière à la circonscrire et à en faire rapidement la topographie, il se rend compte de son volume, de sa forme, de ses connexions, de ses adhérences et il doit en un instant arrêter dans son esprit le plan opératoire. De cette netteté de la décision, dépend la rapidité de l'exécution, et la célérité n'est pas une quantité négligeable dans les cas où la malade doit subir un choc parfois considérable.

Il se peut que l'incision du ventre soit jugée trop petite ; alors une compresse aseptique est glissée en haut sous la paroi qu'un coup de ciseaux solides fend en masse dans une étendue plus ou moins grande. Dès lors le champ opératoire est libre et l'ablation de la tumeur va commencer. Mais comme là surtout réside l'imprévu, il faut avant tout protéger la cavité péritonéale et isoler pour ainsi dire la région où l'on manœuvre.

On y arrive aisément en circonscrivant la tumeur par des compresses de gaze aseptique dont la moitié est enfoncée dans le ventre et l'autre moitié repliée sur la peau. Chaque compresse est fixée par une pince, et j'insiste sur ce point que ces premières compresses doivent rester en place jusqu'à la fin de l'opération, jusqu'au moment où la tumeur étant enlevée on fait la toilette. On peut les renforcer par des couches concentriques plus ou moins épaisses de compresses, et il arrive qu'ainsi on manœuvre absolument en dehors du reste de la séreuse ; les intestins refoulés en haut sont à l'abri de tout contage et de toute souillure. Les liquides épanchés de la tumeur glissent au dehors et, quelle que soit leur nature, n'ont aucun contact avec la partie extra-opératoire du ventre.

La tumeur à enlever peut être très variable, comme situation, comme origine, comme nature. Elle peut contenir du liquide, des débris caséeux, tels les caillots organisés et stratifiés de l'hématocèle ancienne, enfin elle peut être solide.

Elle peut venir de l'ovaire, des ligaments larges, de la matrice ; elle peut être bien libre et facilement énucléable ; au contraire elle peut être diffuse, tel le sang de l'hématocèle non enkystée. Je laisse absolument de côté les cas où la tumeur partout adhérente ne peut être enlevée même partiellement et où la marsupialisation de la poche est seule praticable.

D'une façon générale, au point de vue opératoire, le seul qui nous occupe, on a affaire à une tumeur libre non adhérente, ou au contraire à une tumeur adhérente et qu'il faudra libérer de ses adhérences quelles qu'elles soient.

Comme type de la première tumeur, nous citerons le kyste de l'ovaire ou encore la salpingite enkystée. Dans ce cas l'opération est simple : On ponctionne, on évacue le liquide, on sort la poche, on en lie le pédicule et on ferme le ventre comme nous le verrons plus loin. C'est alors une opération facile, bénigne même, qui guérit sans difficulté. Il ne me paraît pas indiqué dans ces cas de discuter le drainage par le vagin qui serait absolument nuisible. Les manœuvres ont été réduites au minimum, l'opération a été courte, et il y a tout intérêt à fermer le péritoine sans drainer. Il est toutefois une précaution que je crois bonne à signaler. La section du pédicule porte sur la trompe et il me paraît prudent de toucher au thermo-cautère la surface de section. La guérison se fait dans ces cas avec une ligne thermique à 37.

Telles les six observations suivantes :

Observation I. — *Kyste uniloculaire droit. Contenu séreux. Aucune adhérence. Opération rapide. (Résumée).*

Mˡˡᵉ R... de C... m'est adressée le 20 janvier 1896 par le Docteur Bigeard.

Cette malade âgée de 60 ans est vigoureuse et bien portante. Elle ne souffre pas, mais son ventre grossit rapidement. Il en résulte une gêne dans la miction et la marche devient difficile. L'examen du ventre montre une tumeur lisse, arrondie, représentant le volume d'un fœtus de 7 mois environ. Le toucher permet de constater que les culs-de-sac sont libres et l'origine dans l'ovaire droit est nettement indiquée.

Laparotomie le 28 janvier 1896. — Assistance des Docteurs Gillot et Valat. Kyste uniloculaire à contenu limpide, ponction au gros trocart. Pédicule large. Ligature en chaîne. Thermocautérisation de la ligne de section du pédicule. Ovaire gauche et matrice sains. Suture de la paroi à trois plans. Réveil facile. Absorption de 120 grammes d'éther environ. Pas un seul vomissement.

Guérison complète en douze jours, avec une température n'ayant jamais dépassé 37° 5.

Observation II. — *Kyste multiloculaire très volumineux de l'ovaire droit. Poches à contenu variable. Adhérences à l'intestin. Opération laborieuse* (résumée).

Madame R...., 57 ans, m'est adressée le 25 septembre par le docteur Gagey, de Pouilly-en-Auxois.

Femme vigoureuse, mais ayant maigri depuis un mois. Gêne très grande dans la marche occasionnée par une tumeur volumineuse dépassant de plusieurs travers de doigt l'ombilic.

Œdème des jambes très marqué. Gêne notable de la respiration due au refoulement du diaphragme.

L'examen de la tumeur abdominale ne permet pas de faire un diagnostic positif, les culs-de-sac vaginaux sont libres, mais la tumeur paraît bosselée, inégale, et le diagnostic de tumeur fibro-kystique n'est pas complètement écarté.

Opération le 1ᵉʳ octobre 1895. Incision de l'appendice xiphoïde au pubis. Kyste multiloculaire avec une poche beaucoup plus volumineuse que les autres, contenant un liquide hématique ; d'autres poches plus petites renferment les unes de la sérosité, les autres un liquide gluant et teinté de sang.

Une adhérence assez étendue à l'intestin grêle est facilement décollée au doigt.

Pédicule peu volumineux. Suture unique. Fermeture de la paroi à trois plans.

120 grammes d'éther environ. Ni agitation, ni vomissement. Guérison en quinze jours avec une température uniformément à 37°.

Observation III. — *Kyste multiloculaire de l'ovaire gauche. Adhérences multiples à l'intestin et à la paroi. Guérison rapide.*

Madame E..., d'Epinac, femme de 35 ans, cachectique, se présente à ma consultation, le 20 février 1896, pour des douleurs très violentes dans le ventre. Celui-ci est très sensible. Le palper est presque impossible, tant la malade dit souffrir. Toucher facile. Culs-de-sac libres. Tumeur bosselée prédominant à gauche, du volume d'une tête de fœtus à terme.

Opération le 10 mars 1896. Incision médiane. A gauche, large adhérence à la paroi assez résistante au doigt, qu'on décolle peu à peu, et qui est touché au thermo cautère de façon à assurer l'hémostase. Autre adhérence à l'intestin sur une étendue de plus de 10 à 12 centimètres. Après décollement, la paroi intestinale paraît amincie et saigne tellement abondamment qu'une suture séro-séreuse est indispensable. Hémostase complète par cette suture.

Autre adhérence au gros intestin dans le flanc gauche, facile à décoller.

Plusieurs poches, dont l'une beaucoup plus volumineuse que les autres contient une sorte de bouillie hématique de consistance colloïde qui ne coule pas par le trocart. Large ouverture au bistouri. Autres poches séro-hématiques. Ovaire dégénéré inclus dans la tumeur.

Pédicule mince, facile à suturer.

Toilette soignée du péritoine. Hémostase parfaite. Fermeture du ventre à trois plans.

200 grammes d'éther environ.

Le 11 mars. Température, le soir, 38°.

Le 12 mars, 37° ; et guérison en dix jours sans ascension thermique.

Observation IV. (résumée).—*Salpingo-ovarite sans tumeur. Douleurs intenses. Ablation de l'ovaire. Guérison*

Marguerite B....., 24 ans, fille vigoureuse mais très nerveuse, se plaint de douleurs atroces dans le petit bassin au niveau de l'ovaire droit. Après avoir épuisé toute la série des traitements médicaux, la laparotomie est pratiquée le 31 décembre 1894.

L'ovaire droit est gros, déformé et légèrement kystique. Ligature du hile et de la trompe au fil de soie. Résection de l'ovaire. Fermeture de la paroi à trois plans. Guérison sans réaction thermique.

Chloroforme. Vomissements répétés pendant toute la soirée qui suit l'opération.

Observation V. — *Salpingite suppurée droite. Ablation de la poche par le ventre. Guérison.*

Mlle M..., 18 ans, souffre depuis de longs mois de douleurs vives du côté droit du bas-ventre. Ces douleurs sont très exagérées au moment des règles, et la malade en est arrivée à ne plus pouvoir quitter presque le lit.

Dans la région de l'ovaire droit on sent très nettement une tumeur fluctuante, arrondie, très douloureuse au palper. Des élancements spontanés avec poussées fébriles sont fréquemment ressentis. L'état général est mauvais, l'appétit nul, l'éréthisme nerveux très accentué.

Le toucher vaginal permet de retrouver la poche, mais très élevée et faisant saillie dans le ventre bien plus que dans le cul de sac. Aussi, en présence surtout de l'âge de la malade et de l'intégrité de l'ovaire gauche, décide-t-on d'opérer par le ventre plutôt que par le vagin, et porte-t-on le diagnostic de salpingite probablement suppurée de l'ovaire droit.

Laparotomie le 20 novembre 1894, avec l'assistance de mes aides habituels les Docteurs Gillot et Valat. Incision sur la ligne médiane. Poche du volume des deux poings dans la région de l'ovaire droit. Ponction au trocart ; mais la friabilité de la poche est telle que le pus coule abondamment sur les côtés du trocart et bientôt inonde le champ opératoire. Cependant grâce à de nombreuses compresses qui isolent la poche purulente, il est facile après évacuation de son contenu de faire un grand lavage et de retirer les compresses une à une sans que le reste de la cavité péritonéale ait été souillé.

Toutefois, par mesure de précaution un tampon à la Mickulitz est placé dans l'angle inférieur de la plaie abdominale. Fermeture de la paroi comme toujours à trois plans.

La guérison a été obtenue avec une température constante à 37°. Mais je signalerai l'intensité des vomissements post-chloroformiques qui se sont succédés sans interruption pendant près de 48 heures.

Observation VI. — *Kyste uniloculaire purulent de l'ovaire droit à développement rapide. Guérison.*

Madame Ch...m'est adressée le 2 février 1896 par le Docteur Debrabant, de Mont-Saint-Jean.

Cette malade est mariée depuis dix jours seulement et cependant le volume de son ventre est tel que les fausses côtes sont déjetées en dehors, la respiration est des plus pénibles et l'opération est urgente sous peine de menace d'asphyxie. La mère de cette jeune femme raconte que sa fille a toujours eu depuis longtemps le ventre gros, mais elle n'en éprouvait aucune gêne, vaquait à ses occupations sans douleur et lors de son mariage, qui remonte à dix jours seulement, son état ne présentait rien d'anormal. Dans ces quelques jours le ventre a pris ce développement énorme.

Le diagnostic de kyste de l'ovaire s'impose.

Laparotomie le 4 février. On tombe de suite sur la poche très tendue, qui, pour gagner du temps est incisée largement d'un coup de pointe. Il sort à flots un liquide nettement purulent à odeur extrêmement fétide. Lavage à l'eau bouillie Protection sévère des parties voisines par des compresses aseptiques ; ligature en chaîne du pédicule assez épais et fermeture du ventre à trois plans, avec drainage de l'angle inférieur de la plaie au Mickulitz.

Les jours suivants, température 37° et 37° 3 ; état général excellent. Pas un seul vomissement malgré l'absorption de 250 grammes d'éther.

Le 11 mars, température à 38° 4 qui se maintient entre 37° 5 et 38 jusqu'au 16. Cette ascension était due à un petit abcès de la paroi au niveau d'un fil ; l'abcès s'est d'ailleurs très vite vidé et la guérison a été complète en vingt jours.

Cette suppuration d'un point de ligne de la suture me paraît être due à ce fait qu'un des fils aura touché à un des points de la peau souillé par le pus de kyste.

Cette sixième observation me porte à insister sur un point relatif à la façon de vider la poche. Beaucoup de chirurgiens pour gagner du temps au lieu de ponctionner avec le gros trocart, ouvrent largement le kyste d'un coup de bistouri. Or, dans notre observation, la purulence du contenu qui envahit le champ opératoire me paraît une complication regrettable et mieux vaut ponctionner d'abord, quitte à ouvrir largement, quand on a acquis de visu la certitude de la non purulence du contenu kystique. Dans mon cas, j'ai placé dans l'angle inférieur de la plaie abdominale un drainage à la Mickulitz et cette manœuvre consécutive au lavage à grande eau du champ opératoire m'a paru prudente.

A côté de ces cas où le chirurgien se trouve en présence d'une tumeur liquide, enkystée, mono ou poly-kystique, facile à enlever, cas dans lesquels la fermeture post opératoire sans drainage vaginal me paraît la méthode de choix, je rangerai les observations de tumeurs solides de l'utérus, cas où les fibromes bien libres dans le ventre, faciles à extérioriser, n'ont pas d'adhérences et s'enlèvent d'une pièce, sans difficulté avec l'utérus. Il s'agit alors d'une hystérectomie abdominale totale, mais d'une hystérectomie simple, je dirai même facile et alors le drainage vaginal est inutile.

Rien ne ressemble moins à une hystérectomie abdominale totale qu'une autre hystérectomie abdominale, et il s'en faut que les tumeurs les plus grosses soient les plus pénibles à enlever. Quand la tumeur est solide, ou même fibro-kystique, quand le Douglas est libre, qu'il n'y a pas d'adhérences, après ouverture suffisante de la paroi, la tumeur est sortie, basculée en avant, ou élevée par l'appareil suspenseur de Reverdin et alors les culs-de-sac vésico-utérin et recto-utérin bien visibles, bien accessibles, sont ouverts soit par le ventre, soit par la voie vaginale combinée avec les manœuvres abdominales ; les ligaments larges sont liés à droite et à gauche ; on a au préalable disséqué une collerette péritonéale sur l'utérus et les annexes en avant et en arrière, une forte pince saisit le col en avant, derrière la vessie, le relève en haut et tout sort d'une pièce, utérus et tumeur. Il me paraît utile, au préalable, au moment où se relève le col dans le ventre, de le cautériser au thermo pour se mettre à l'abri de toute infection péritonéale. Quand tout est sorti, le petit bassin forme un entonnoir au fond duquel bâille le vagin. On fait une suture hémostatique de la lèvre vaginale postérieure, on passe dans le vagin les fils qui lient les tronçons sectionnés des ligaments larges et alors, après hémostase de la région, il est facile, reprenant les deux lèvres antérieure et postérieure de la collerette péritonéale disséquée sur l'utérus et ses ailerons, de les suturer l'une à l'autre au moyen d'une suture en bourse qui ferme complètement la grande cavité abdominale et l'isole du petit bassin resté en communication directe avec le vagin ouvert. On fait, en somme, l'isolement du champ opératoire au-dessus duquel on établit, par la fermeture du péritoine, un barrage séreux sur lequel viennent, à l'abri de toute infection, se placer les intestins.

C'est là le triomphe du procédé de Delagénière et dans ces cas encore le drainage vaginal est inutile, la fermeture de la séreuse est indiquée, et la guérison s'obtient sans température et sans incident.

Témoin l'observation suivante :

Observation VII. — *Tumeur fibreuse de l'Utérus. Hystérectomie abdominale totale. Suture du péritoine du petit bassin en bourse. Guérison.*

Madame B...., de Moulins-Engilbert, m'est adressée le 15 août 1895 par le docteur Lemoine, de Chateau-Chinon. Cette malade très nerveuse est amaigrie, a le teint jaunâtre et se plaint de vives douleurs abdominales. Les fonctions intestinales et la miction sont difficiles et le ventre est énormément distendu. Elle souffre surtout de douleurs violentes dans les reins. Le palper des parois permet de reconnaître une tumeur très volumineuse, dure, bosselée et bilobée ;

le lobe supérieur droit monte dans le ventre et dépasse l'ombilic ; le gauche, plus petit, paraît remplir le flanc.

Le toucher permet de s'assurer que la tumeur est en connexion avec la matrice qui se déplace avec elle et suit tous ses mouvements. Il s'agit donc d'un fibrome.

Opération le 20 août 1895. Incision très longue dépassant beaucoup l'ombilic. La tumeur apparaît emplissant tout le ventre. Les mains plongées autour d'elle permettent de s'assurer qu'elle est libre d'adhérence et que le foie qui repose sur sa partie supérieure n'a aucune connexion avec elle. On fait basculer la tumeur qui sort en entier du ventre et comme toujours on la circonscrit avec des compresses.

On taille en avant et en arrière d'elle la collerette péritonéale suivant le procédé de Delagenière.

On effondre d'abord le cul-de-sac postérieur par le ventre, sans introduire de pinces dans le vagin ; même manœuvre dans le cul-de-sac vésical. Puis on lie les deux ligaments latéraux qui sont sectionnés en dehors des ovaires. La tumeur et l'utérus libres sont enlevés du ventre. Le tout pèse 4.750 grammes. Suture hémostatique de la tranche vaginale postérieure, puis suture en bourse à la soie, après nettoyage du petit bassin, du péritoine au-dessus du vagin.

L'opération faite suivant le procédé de Delagenière a duré une heure et demie environ. Réveil facile. Ether environ 200 grammes. Pas de vomissements.

Le 21 août. Température le soir 37°8. Pas de dépression.

Le 22. Température 37°5 le matin, 37°8 le soir.

Le 23. Température 37°2 le matin, 37°5 le soir.

Le 24. Température 37° matin-soir jusqu'à guérison qui a été obtenue en 20 jours. La malade s'est levée le vingt-deuxième jour et a quitté ma clinique le vingt-huitième.

A dessein j'ai rapproché l'une de l'autre ces deux classes d'affections pourtant si différentes : Kystes ovariques ou des ligaments et tumeurs solides utérines facilement énucléables et non adhérentes, car je me place au point de vue de l'utilité du drainage vaginal ; et dans les deux cas la fermeture complète de la grande séreuse me paraît un bon procédé et je dirai même le procédé de choix.

Mais il s'en faut de beaucoup que toutes les tumeurs du ventre soient aussi simples à enlever et j'ai à étudier une autre classe de tumeurs où le drainage vaginal avec ou sans ablation de la matrice me paraît être la sauvegarde de la malade. C'est à ces tumeurs liquides ou solides que je crois applicable toujours et sans aucune hésitation le procédé de Richelot.

Souvent les tumeurs solides de l'utérus ont dégénéré, sont adhérentes, et quelque précaution, quelqu'adresse que déploie le chirurgien, les manœuvres sont longues, la tumeur s'ouvre, s'effrite, s'enlève par morceaux, la cavité utérine peut être ouverte, l'infection péritonéale est à craindre. Alors la fermeture du péritoine est dangereuse ; et le drainage par le vagin est à coup sûr un moyen de défense et de protection dont il serait imprudent de se priver volontairement.

Il s'en faut toutefois que cette opinion soit admise par tout le monde. Et récemment, à la société de Médecine de Berlin (18 et 25 mars 1896), Dührssen, à propos d'une discussion sur la voie vaginale pour les interventions sur les annexes de l'utérus, déclarait que le drainage vaginal doit être considéré comme une complication à éviter. Notre avis sur ce point est absolument contraire à l'opinion de Dührssen.

D'ailleurs, il faut bien le savoir, tailler une collerette péritonéale n'est pas toujours chose aisée. Que de fois après l'ouverture du ventre, en présence d'adhérences multiples de la tumeur à l'intestin, aux parois ; en présence de la déformation, du déplacement des annexes, le chirurgien hésite-t-il sur la nature des organes qu'il a sous les yeux !

Tantôt la vessie est étalée au devant de la tumeur, tantôt celle-ci emplit le cul-de-sac vésico-utérin ou le Douglas, on ne peut basculer l'utérus en avant ou en arrière, la recherche même des culs-de-sac est difficile, et tailler une collerette capable de permettre une suture après ablation de la tumeur est pratiquement impossible. Dans ces cas, après les manœuvres longues et répétées qu'ont nécessitées les ligatures multiples, le traitement des adhérences, le désenclavement des parties profondes de la tumeur, pourquoi prolonger inutilement l'opération pour chercher à faire une suture peritonéale qui ne présentera aucune garantie de solidité ; pourquoi tirailler le rectum et la vessie, et ne vaut-il pas mieux, transformant l'hystérectomie abdominale en hystérectomie abdomino-vaginale, laisser le petit bassin largement ouvert ?

Je cite à ce propos une observation où je fus amené à pratiquer la laparotomie pour terminer une hystérectomie vaginale. J'ai donc fait une hystérectomie abdomino-vaginale avec drainage abdominal et vaginal suivant le procédé recommandé par Chaput.

Au point de vue de la valeur du drainage le résultat est concluant.

Observation VIII. — *Hystérectomie abdomino-vaginale, sans suture du péritoine. Large drainage vaginal. Guérison.*

Le 1" novembre 1894, se présente à ma clinique une femme Françoise C..... âgée de 38 ans, originaire de Moulins-Engilbert (Nièvre) qui me fait le récit suivant : Veuve depuis un an après douze ans de mariage, elle n'a jamais eu de grossesse et depuis de longues années années elle a souffert du ventre. En février 1894, elle se rendit à Paris et entra à Beaujon dans le service du Docteur Michaux. On porta le diagnostic de ovaro-salpingite double, on pratiqua la laparotomie le 7 février et la malade sortit guérie de son opération le 15 mars. Il m'a été impossible de savoir au juste quelle était la lésion ovarienne.

A peine rentrée chez elle, la malade fut reprise de ses douleurs de ventre avec une intensité au moins égale à celle qui se manifestait avant la laparotomie. La marche est presque impossible, la station debout très pénible ; il y a des tiraillements dans le bas-ventre avec irradiations dans les cuisses. Souvent les crises douloureuses amènent des vomissements ; la malade ne peut rien faire, souffre presque continuellement et la vie lui est insupportable. C'est dans ces conditions qu'elle se présente à mon examen le 1" novembre. Cette femme paraît vigoureuse et saine, n'a pas d'antécédents morbides personnels ou héréditaires, et n'étaient les douleurs violentes dont elle souffre du côté du ventre, jouirait d'une santé parfaite. Elle ne paraît pas nerveuse.

L'examen de l'abdomen permet de reconnaître une cicatrice de 8 à 9 centimètres de long entre le pubis et l'ombilic ; les parois sont souples, se laissent déprimer et je ne sens absolument rien d'anormal dans le petit bassin. Mais la pression sur le fond de l'utérus qui est très gros, provoque une sensation douloureuse très vive.

Par le toucher, ont sent la matrice volumineuse et immobile ; il est difficile de lui imprimer le moindre déplacement et l'examen bi-manuel permettant d'embrasser l'organe dans sa totalité amène des douleurs telles que la malade se refuse à des recherches prolongées. Enfin c'est surtout debout que Françoise C..... se plaint. Elle dit éprouver alors une pesanteur, des tiraillements dans les aines et au moment des crises elle se tient courbée en deux et sans pouvoir se redresser complètement.

En présence de la persistance des douleurs, en présence aussi de l'insistance de la malade, qui réclame coûte que coûte un soulagement, je propose l'hystérectomie vaginale qui est pratiquée le 8 novembre à dix heures du matin.

Opération : Chloroformisation avec l'appareil Junker par le Docteur Valat d'Autun, assistance des Docteurs Gillot et Chavier, médecin major, et de M. Gillot fils, externe des hôpitaux de Lyon. Après asepsie soignée du vagin, la malade étant dans la position dorso-sacrée, et la vessie ayant été vidée, je place les écarteurs de Doyen et avec deux pinces à dents de souris fixées de chaque côté du museau de tanche, je saisis solidement l'organe et cherche à l'abaisser. Cette manœuvre est extrêmement difficile. L'utérus est fixé solidement par en haut et, malgré les tentatives réitérées et une traction prolongée, je mobilise difficilement et abaisse à peine la matrice. Grâce aux écarteurs il m'est possible cependant d'opérer. Avec de forts ciseaux, j'incise la muqueuse vaginale postérieure, rapidement avec l'index, j'effondre le cul-de-sac et l'utérus se trouve libéré en arrière. Même manœuvre en avant, décollement de la vessie avec le doigt, et j'arrive facilement en avant et en arrière sur le fond de la matrice ; mais contre mon attente celle-ci ne s'abaisse pas plus qu'avant la libération du vagin. Je pratique alors, suivant le procédé de Doyen, l'hémisection antérieure et même après section totale allant jusqu'au fond de l'organe, je ne puis faire descendre suffisamment la matrice. Avec le doigt il m'est facile de me rendre compte de la cause de cette immobilité. Le fond de

l'utérus, principalement au niveau des cornes, est adhérent et comme soudé aux parois de la
ceinture pelvienne. Avec les doigts je cherche à détacher le tissu utérin de ces adhérences,
mais j'y arrive mal et ces tentatives s'accompagnent d'un écoulement sanguin en nappe très
abondant. Je sectionne alors l'utérus en deux parties égales suivant le procédé Quenu-Muller,
et saisissant chaque moignon que j'abaisse au maximum en le tordant sur lui-même, j'applique
de mon mieux, de haut en bas, deux pinces à longs mors élastiques sur le pédicule ainsi formé
et je résèque les deux tronçons utérins.

Lavage vaginal et tamponnement modéré à la gaze aseptique.

Mais le tamponnement s'imbibe de sang. Il est évident qu'il y a hémorrhagie dans le
petit bassin. Immédiatement, plaçant la malade dans la position déclive, j'incise le ventre et
vais inspecter la cavité pelvienne. Une hémorrhagie en nappe venant des adhérences nécessite
un lavage de toute la cavité qui est ainsi débarrassée des caillots. Tamponnement, puis une
compresse est placée dans le Douglas et le vagin. Une autre compresse à la Mickulitz sort par
le ventre. Fermeture de celui-ci à trois plans.

Injection de 250 grammes de serum. Inhalation d'oxygène. Réveil pénible et lent.

Suites normales.

Le 8, température 37°; les 9, 10 et 11 température 37° à 37°5.

Les drainages sont enlevés le 9.

Le 13, température 38°2, cette température se maintient pendant deux jours entre 37°5 et
38. Enfin, le 15, la température redevient normale à 37° pour ne plus s'élever.

La malade s'est levée le 1er décembre et a quitté la clinique, guérie, le 10.

Revue en janvier 1896, elle jouit d'une santé parfaite.

En résumé le drainage large du cul-de-sac postérieur après l'hystérectomie abdominale totale met la malade dans les conditions de l'hystérectomie vaginale pure.

A côté de ces cas où la tumeur utérine solide ou fibro-kystique nécessite le drainage
par le vagin, je rangerai les cas où l'opérateur est aux prises avec certaines tumeurs
liquides ou demi-liquides des ovaires ou de la trompe, principalement des héma-
tocèles qui, par leur situation, la multiplicité de leurs adhérences, à la matrice et au
petit bassin, nécessitent des manœuvres tellement pénibles, des tractions tellement
prolongées, que, peu certain de ne pas avoir laissé des débris, et de ne pas avoir
compromis l'intégrité de la séreuse, le chirurgien doit drainer largement par le vagin.

Ce drainage s'effectue au moyen d'une compresse de gaze aseptique. Cette compresse
est introduite par le ventre de façon à ce que son chef le plus élevé soit placé avec
soin dans la cavité de Douglas sous le contrôle de la vue et du toucher. Une longue
pince introduite par le vagin vient saisir, dans le ventre, entre ses mors, le chef inférieur de la compresse qui descend alors dans le vagin pour sortir à la vulve, tandis que
le doigt de l'opérateur maintient dans le ventre la partie supérieure du drainage.

Dans les cas difficiles ce drainage vaginal est avantageusement complété par un
drainage hypogastrique à la Mickulitz, et dans certains cas où l'utérus est conservé,
on peut ainsi drainer les deux culs-de-sac, le Douglas par le vagin, le vésico-utérin
par le ventre.

A cet effet, la lecture des deux observations suivantes me paraît instructive.

Observation IX. — *Hystérectomie abdominale totale. Hématocèle et abcès dans le cul-de-sac de Douglas. Drainage vaginal. Guérison.*

Mlle L. B..., 21 ans, m'est adressée le 1er mars 1896, par le docteur Kuhn, de Villeaux.
Cette malade a eu une pleurésie il y a deux ans et présente encore des signes de ramollissement
au sommet droit. Cependant son état général est passable, mais elle souffre beaucoup du ventre
qui a grossi d'une façon continue depuis plusieurs mois. Le palper montre une tumeur arrondie,
lisse, douloureuse. Le toucher permet de localiser cette tumeur dans l'ovaire gauche, et le cul-
de-sac recto-utérin est également empâté et rempli par une tumeur qui paraît être due à des
fausses membranes de pelvi-péritonite. Le docteur Kuhn a pratiqué il y a quelques semaines,
une ponction de la tumeur abdominale et a recueilli un liquide sanguinolent fortement teinté.

Laparotomie le 3 mars 1896. Ether 200 grammes. Position inclinée. Incision sur la ligne médiane. On trouve une tumeur du volume d'une tête de fœtus de sept mois environ, qui dépend de l'ovaire gauche La ponction au trocart donne quelques grammes de sang vieux, mais bientôt rien ne sort plus. Ouverture large de la poche qui contient des caillots stratifiés. La tumeur s'énuclée en partie, mais en bas du côté du Douglas, il y a adhérence totale et la poche de l'hématocèle se confond avec un magma de fausses membranes dont il est impossible de la séparer. Au cours des manœuvres on rompt un abcès et il s'écoule environ 150 grammes de pus caséeux. L'utérus est adhérent par sa face postérieure avec la paroi kystique. Aussi en présence des difficultés de l'énucléation et de la nécessité de ne laisser rien de l'abcès inférieur, l'hystérectomie totale est-elle décidée. On ne peut facilement ouvrir le cul-de-sac postérieur qui est rempli par les fausses membranes et l'abcès ; on ouvre le cul-de-sac vesico-utérin, et après ligature et section des ligaments larges, une pince de Museux saisit le col qui est touché au thermo, et relevé dans le ventre. On peut alors attaquer le cul-de-sac recto-utérin qui est ouvert de bas en haut du côté de la muqueuse vaginale, au-dessous du col. On enlève ainsi par le ventre l'utérus, l'hématocèle et tout le paquet de fausses membranes du Douglas, ainsi que la poche purulente. On touche légèrement ou rompt un abcès et on thermo-cautère les points suspects voisins du rectum où siégeait l'abcès. Toilette soignée et hémostase du petit bassin. Drainage par le vagin et par le ventre. Fermeture de la paroi à trois plans.

Réveil facile. Pas de vomissements. Pouls faible. Température le soir 37° 3.

Le 4. Température matin et soir 37° et 37° 5. Le drainage vaginal et le Mickulitz sont enlevés.

Le 5. Température 37° 2 et 37° 5.

Le 6. Température le matin 37° 4, le soir 40° 5.

Cette ascencion thermique paraît avoir été en rapport avec l'absorption d'une dose un peu forte de calomel (0 gr. 80) qui amena une débâcle suivie de diarrhée profuse pendant 24 heures. Il a dû y avoir ulcérations intestinales et auto-infection par *bacterium coli*. D'ailleurs, le lendemain 7, Température matin et soir 37° 2 et la température s'est toujours maintenue à 37° jusqu'à la guérison. La malade s'est levée le 18° jour et a quitté ma clinique complètement guérie le 24° jour.

Observation X. — *Hystérectomie abdominale totale. Fibrome utérin. Hématocèle rétro-utérine. Drainage vaginal. Guérison.*

Madame R..., d'Epinac m'est adressée par le Docteur Jeannin, de Montceau les-Mines, le 15 mars 1896. Cette dame, âgée de 60 ans environ a une bonne santé habituelle, mais depuis deux ans elle a des pertes qui par leur abondance menacent l'existence. Cependant elle souffre peu et le ventre est peu volumineux. Par le palper on sent une tumeur dure siégeant sur la ligne médiane et dépassant le pubis du travers de la main environ. Au toucher, le col est très fortement refoulé en avant et collé contre le pubis. Tout le cul-de-sac postérieur est occupé par une tumeur dure, résistante, emplissant tout le petit bassin et absolument immobile. Compression du rectum et de la vessie.

Laparotomie le 17 mars 1896. Position déclive. Ether près de 450 grammes. Opération 2 heures 3/4.

Incision médiane. On tombe sur la vessie qui, bien qu'ayant été vidée par la sonde, s'étale sous forme de prolongement presque jusqu'à l'ombilic ; elle est adhérente à la partie antérieure de la tumeur et son isolement est long et pénible. L'utérus est surmonté d'une tumeur fibreuse répondant à la tumeur sentie par le ventre ; la tumeur du petit bassin est liquide ou plutôt demi-liquide, car une ponction reste sans résultat, et après large incision on enlève à la main une bouillie faite de caillots stratifiés. La coque de cet hématocèle est adhérente partout, il est absolument impossible de la mobiliser, encore moins de l'énucléer.

Les deux ligaments latéraux sont liés et sectionnés. Une longue pince introduite dans le vagin arrive avec difficulté à crever le cul-de-sac postérieur en perforant la paroi inférieure de la poche hématique ; l'ouverture du cul-de-sac antérieur est difficile à cause de la présence de la vessie d'une part, du refoulement de l'utérus vers le pubis, de l'autre. Enfin on arrive à isoler le col et on enlève l'utérus, la tumeur qui le couronne et une partie du kyste hématique par le ventre.

En combinant des manœuvres vaginales aux manœuvres abdominales et en sculptant, pour ainsi dire, le rectum, on arrive à arracher la plus grande partie des débris kystiques, mais il est impossible de tout enlever ; le pouls est petit, la malade respire à peine, l'opération dure depuis plus de deux heures et, après hémostase et toilette péritonéale, on place deux compresses aseptiques dans le petit bassin avec sortie par le vagin, une troisième passe par le ventre au-dessus du pubis et on ferme le ventre.

Injection de 250 grammes de sérum.

La malade se réveille petit à petit, deux heures après l'opération, sans avoir vomi, a repris ses sens et parle facilement. Champagne. Cognac. Le soir 37° 3.

Le 18, 37° le matin, 37° 7 le soir. Etat général excellent.

Le 19, 37° 8 le matin, 38° 5 le soir. On enlève les drainages.

Le 20, matin et soir 38° et 38° 2.

Le 21, 37° et 37° 3. A dater de ce jour, uniformément 37°. La malade s'est levée le dix septième jour et a quitté ma clinique le 4 avril, complètement guérie.

Dans ces deux cas j'ai sacrifié la matrice ; dans un cas parce qu'il s'agissait d'une femme de 65 ans, dans le second parce que la présence d'un abcès tuberculeux dans le Douglas me paraissait nécessiter une voie d'écoulement très large. Du reste, avant de songer à la conservation de l'espèce, on doit toujours penser, quand on opère dans le petit bassin, à la conservation de l'individu, et le chirurgien qui enlève la matrice ne peut s'inspirer, lors de son intervention, que des nécessités du moment.

Néanmoins, il est préférable si la chose est possible de laisser intact l'utérus. C'est la conduite que j'ai tenue dans mon observation XI où, me trouvant chez une jeune femme aux prises avec un hématocèle partout adhérent et très difficile à enlever, j'ai pu, ayant constaté l'intégrité d'un des ovaires, me contenter de la large ouverture du cul-de-sac postérieur du vagin, dans lequel j'ai introduit une mèche de gaze.

Observation XI. — *Hématocèle enkysté adhérent. Ablation par le ventre. Drainage vaginal avec conservation de l'utérus. Guérison.*

Madame D..., 35 ans, est une femme très délicate. Elle souffre depuis plusieurs années du ventre. Les douleurs parfois atroces sont intermittentes ; elle a des périodes d'accalmie pendant lesquelles elle peut reprendre partiellement ses occupations. Chaque époque menstruelle augmente ses douleurs.

Elle a été examinée par moi en décembre 1895. A cette époque, on trouvait très nettement une tumeur demi-fluctuante occupant le côté droit et grosse comme les deux poings. Le toucher indique que cette tumeur est bien séparée de l'utérus et le diagnostic de salpingite est adopté. L'opération proposée est refusée.

En février, après une crise nouvelle la malade accepte l'intervention. A cette époque les signes physiques sont les mêmes qu'en décembre 1895, mais la tumeur abdominale a beaucoup augmenté et présente un volume presque double. La malade souffre, ne mange pas, se plaint beaucoup de douleurs anales dues à des hémorrhoïdes et est dans un état de faiblesse qui nécessite l'intervention immédiate.

Laparatomie le 23 mars 1896. Assistance des Docteurs Gillot et Valat.

Position de Trendelenburg. Ether 250 grammes. Incision médiane. Le ligament large est étalé au devant de la tumeur. Poche hématique volumineuse qu'on a main ne peut circonscrire. Cette poche est adhérente partout, principalement en arrière au gros intestin, et c'est en décollant peu à peu avec le doigt et par petits coups qu'on arrive à isoler partiellement la coque. La ponction reste sans résultat. Le contenu est une bouillie hématique épaisse disposée en plusieurs loges. La poche crève sous l'effort des doigts et des pinces, et l'une de ces loges voisine du rectum donne issue à du pus à odeur fécale et extrêmement fétide. Après une décortication des plus pénibles on arrive enfin à énucléer le kyste en entier, à le pédiculiser, et, après ligature, à l'extraire du ventre. Il reste alors dans le petit bassin une vaste surface saignante correspondant à la poche qu'on vient d'enlever. Lavage à l'eau bouillie à 40°. Hémostase. Mais en présence des manœuvres répétées et de la longueur de l'opération (2 heures 1/4) il paraît utile d'ouvrir par en bas une voie d'écoulement aux liquides. L'utérus et l'ovaire gauche sains sont respectés, et une pince enfoncée dans le Douglas va sortir par la vulve. On élargit avec le doigt la perforation de façon à ouvrir largement le vagin en arrière. Une compresse passe par cet orifice du bassin dans le vagin. Après inspection du cul-de-sac antérieur qui est trouvé plein de caillots, des adhérences latérales droites qui saignent, nécessitent une suture d'une partie du ligament large que nous avons vu étalé au-devant de la tumeur lors de l'ouverture du ventre. Une seconde compresse placée entre l'utérus et la vessie sort par le ventre. Fermeture de la paroi à trois plans.

Réveil facile. Aucun vomissement. 150 grammes de sérum sous la peau.

24 mars. Température 37° et 37° 2.

25 mars. Ablation des drainages. Température 37° 2 et 37° 4.

26 mars. Température matin 37° 5, soir, 38° 5.

27 mars et jours suivants 37°.

La malade a commencé à s'alimenter dès le troisième jour, s'est levée le quinzième et est sortie complètement guérie le vingt-cinquième.

En résumé, dans les interventions graves du petit bassin, qu'il s'agisse de l'hysté-rectomie abdominale totale, d'hématocèle ou autres tumeurs liquides, toutes les fois que l'opération aura été longue et laborieuse, quand après nettoyage du champ opé-ratoire les parois de la cavité qui vient d'être créée contiendront des débris encore adhérents, quand le péritoine aura été tiraillé, déchiqueté, quand, en somme, il y aura une vaste surface cruentée et absorbante on doit ouvrir largement le vagin, avec ou sans conservation de l'utérus, peu importe, mais de façon à permettre aux liquides de s'écouler au dehors et à empêcher la rétention de se produire.

Certes, il est plus élégant de fermer le péritoine et d'éviter ainsi cet écoulement souvent abondant de liquide dans le pansement vulvaire. Mais l'ouverture large du petit bassin laissé en communication avec le vagin me paraît donner une sécurité qui compense et au-delà les inconvénients qu'elle comporte.

Je crois devoir signaler, ainsi qu'il est facile de s'en rendre compte par la lecture de mes observations, la marche de la température dans ces cas de drainage du cul de sac vaginal. Il ne faut pas s'effrayer de l'ascension thermique presque constante dans les premiers jours.

Toujours, ou à peu près, il y a le soir du 3e jour ou le 4e une montée du thermomè-tre qui peut atteindre 39°. Cette température me paraît résulter du contact de l'air avec les débris vaginaux, ainsi qu'en témoigne l'odeur des pansements, même en de-hors de toute température. Cela n'a rien qui doive inquiéter, et dans tous les cas que nous citons, où la guérison a été d'ailleurs obtenue sans accident, la température est rapidement redescendue à 37° pour s'y maintenir.

Pour en finir avec la technique des opérations abdominales, j'insisterai sur la néces-sité, avant de refermer le ventre, de faire une toilette soignée du péritoine. Il est inu-tile le plus souvent de laver, mais on doit, après s'être assuré que rien ne saigne, ni adhérences, ni débris, bien essuyer la cavité péritonéale avec de la gaze aseptique de façon à ce que tout caillot soit enlevé. Du soin apporté à cette toilette dépend souvent la guérison.

L'opportunité des lavages mérite de nous arrêter un instant. En général il est pré-férable de ne pas laver et de se contenter d'essuyer les surfaces cruentées. En effet, l'eau injectée, même sans pression, a l'inconvénient de porter parfois au loin les ger-mes morbides, et son adjonction à une culture microbienne favorise le développement de celle-ci. En tous cas le lavage ne devra jamais être fait avec des antiseptiques éner-giques dont l'action irritante ne peut qu'exagérer la susceptibilité de la séreuse. Aussi estimons-nous que l'emploi des lavages doit être limité aux cas où les collec-tions pelviennes et tubaires présentent du sphacèle et de la putridité des parois.

Dans toute autre circonstance il nous paraît suffisant et préférable d'assécher avec des compresses stériles les liquides épanchés et de nettoyer à sec le champ opératoire. Puis quand on a inspecté la cavité abdominale, il s'agit de fermer le ventre : Une compresse est étalée sous les deux lèvres des parois de façon à les isoler des in-testins situés au-dessous ; de la sorte si l'aiguille employée pour les sutures produit un léger suintement sanguin, celui-ci est absorbé par la compresse et ne tombe pas dans le ventre. Cette compresse est retirée doucement au moment de serrer les deux derniers fils, à la partie inférieure de la plaie cutanée.

Les quatre pinces placées au début sur les bords du péritoine sectionné permettent de le retrouver sans perte de temps et la suture des parois se fait à trois plans, péritoine et aponévrose à la soie, peau au fil de fer galvanisé ou au crin de Florence,

La soie employée pour le péritoine doit être fine, celle dont on se sert pour le plan musculo-aponévrotique est plus grosse. Afin de gagner du temps je pratique ces sutures avec une aiguille courbe ordinaire manœuvrée à la main et je fais la suture en surjet continu avec arrêt tous les quatre ou cinq points, en passant le fil deux fois dans le même trou. On peut de la sorte et avec un seul fil fermer le péritoine en un instant. Une manœuvre semblable ferme la ligne blanche et seule la peau est suturée à points séparés avec l'aiguille de Reverdin.

Lorsque l'opération a été longue, que le pouls est faible et la malade déprimée, j'injecte toujours une certaine quantité de sérum. Sans aller jusqu'aux doses extrêmes préconisées dans ces derniers mois par Baussenat à la Société de chirurgie, une injection de 150 à 250 grammes suivant les cas, m'a toujours donné de bons résultats.

Une sonde de de Pezzer est toujours placée pendant quelques jours dans la vessie de façon à ce que le pansement obture bien le vagin et que la miction soit possible sans déplacer l'ouate protectrice de la vulve.

Le drainage vaginal et le Mickulitz sont enlevés au bout de quarante-huit heures.

Les fils cutanés sont coupés lors du premier pansement le septième jour.

La malade garde le lit quinze jours environ, peut se lever à cette époque et marcher vers le vingtième ou vingt-deuxième jour.

La conclusion de cette étude sommaire nous parait être la suivante :

Il est impossible, étant donnée la diversité des cas qui se présentent en chirurgie abdominale, de décrire un procédé définitif comme le veut Richelot, et unique pour l'ablation des tumeurs du petit bassin. Les circonstances commandent les manœuvres. Toute tumeur pédiculisée facile à enlever, qu'il s'agisse de tumeurs solides comme les fibromes, ou de tumeurs liquides comme des kystes ovariques, ou les hemato, ou hydro, ou pyo salpinx, peut autoriser la fermeture hermétique du péritoine, mais le plus souvent les difficultés de l'ablation, les manœuvres répétées qu'elle nécessite, feront au chirurgien un devoir d'ouvrir largement une voie d'écoulement aux liquides par le vagin, avec ou sans conservation de l'utérus ; le drainage par le cul de sac postérieur, drainage qui doit être très large, et qui peut se combiner avec un drainage hypogastrique à la Mickulitz est la méthode de sécurité par excellence, le procédé de choix principalement dans les hematocèles difficiles, adhérents dans le cul de sac de Douglas ou ayant contracté des adhérences avec les parois du petit bassin ou les organes splanchniques intra-péritonéaux.

Dr LATOUCHE (d'Autun)

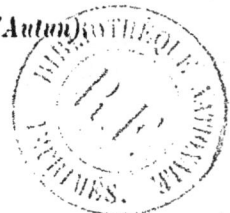

Montluçon. — Imprimerie A. HERBIN.

174

www.ingramcontent.com/pod-product-compliance
Lightning Source LLC
Chambersburg PA
CBHW060526200326
41520CB00017B/5139